LETTRE

A

M. LE MINISTRE DE L'INSTRUCTION PUBLIQUE,

EN RÉPONSE

AU JUGEMENT DE L'ACADÉMIE ROYALE DE MÉDECINE,

SUR LA

DOCTRINE MÉDICALE HOMOEOPATHIQUE,

AU NOM

DE L'INSTITUT HOMŒOPATHIQUE DE PARIS;

PAR LE DOCTEUR LÉON SIMON.

PARIS,

CHEZ J.-B. BAILLIÈRE, LIBRAIRE,

RUE DE L'ÉCOLE-DE-MÉDECINE, 13 *bis*;

ET CHEZ AL. JOHANNEAU,

RUE DU COQ-SAINT-HONORÉ, 8 *bis*.

M DCCC XXXV.

LETTRE

A

M. LE MINISTRE DE L'INSTRUCTION PUBLIQUE

IMPRIMERIE DE BÉTHUNE ET PLON,
36, Rue de Vaugirard.

LETTRE

A

M. LE MINISTRE DE L'INSTRUCTION PUBLIQUE,

EN RÉPONSE

AU JUGEMENT DE L'ACADÉMIE ROYALE DE MÉDECINE,

SUR LA

DOCTRINE MÉDICALE HOMOEOPATHIQUE,

AU NOM

DE L'INSTITUT HOMŒOPATHIQUE DE PARIS;

PAR LE DOCTEUR LÉON SIMON.

PARIS,

CHEZ J.-B. BAILLIÈRE, LIBRAIRE,

RUE DE L'ÉCOLE-DE-MÉDECINE, 13 *bis*,

ET CHEZ AL. JOHANNEAU,

RUE DU COQ-SAINT-HONORÉ, 8 *bis*.

M DCCC XXXV.

UN MOT

AU LECTEUR.

La discussion qui s'éleva, l'hiver dernier, au sein de l'Académie royale de médecine, par rapport à l'homœopathie, eut assez de retentissement pour qu'il soit inutile d'en rappeler longuement le but et les moyens.

Il s'était fondé à Paris un institut homœopathique se proposant la propagation des doctrines enseignées par Samuel Hahnemann. Cet institut avait arrêté une série de travaux théoriques et critiques dont à plusieurs reprises le programme fut publié dans le *Journal de la médecine homœopathique*. Il était également convenu entre tous les membres de cette association qu'ils aviseraient au moyen de fonder un dispensaire et plus tard un hôpital. Au moment où tous ces projets marchaient à leur réalisation, intervint la loi de 1834 sur les associations. Dès-lors, l'institut homœopathique, voulant se conformer aux lois du pays, s'adressa à l'autorité administrative, et lui demanda de consacrer son existence, en lui donnant une autorisation légale. S'il ne se fût agi que d'une réunion purement scientifique, aucune difficulté ne se serait élevée, et l'autorisation aurait été accordée sans délai. Mais l'établissement immédiat d'un dispensaire, et la possibilité de la fondation ultérieure d'un hôpital, mirent l'administration dans une position qu'elle crut être délicate.

L'homœopathie se trouvant, comme doctrine et comme pratique, en opposition avec les doctrines de l'École et la pratique ordinaire, l'administration jugea que ce serait décider implicitement le débat en faveur de l'homœopathie, si elle accordait l'autorisation demandée. Réfléchissant à ses attributions, elle crut qu'il ne lui appartenait ni d'approuver, ni de désapprouver une doctrine dont elle n'avait aucun moyen de vérifier la valeur. Cependant, une demande était faite : la repousser purement et simplement, c'était condamner l'homœopathie sans titre aucun pour le faire. Dans cette conjoncture, l'administration renvoya l'institut homœopathique de Paris devant l'Académie royale de médecine, priant cette corporation savante de l'éclairer sur l'opportunité et les avantages des demandes qui lui étaient adressées. L'administration s'attendait, sans doute, que la question serait examinée avec tout le calme et toute la maturité que comportait un problême aussi grave. Mais au lieu d'un examen sérieux, d'une discussion solennelle et approfondie, ce fut un concert universel de plaisanteries sans goût, de discussions passionnées où la déclamation prenait la place du raisonnement, où l'injure se substituait à la discussion. A peine deux ou trois voix firent-elles entendre quelque dissonance dans cette harmonie de réprobation.

L'Académie décida que l'homœopathie n'était justifiée ni par la logique, ni par l'autorité des faits. Elle conseilla donc à l'autorité administrative de refuser les demandes qui lui étaient faites, et elle accompagna son refus d'un *blâme énergique*, selon le désir de plusieurs académiciens.

A quel parti allait s'arrêter l'autorité ainsi conseillée? Tel fut le problême dont pendant six mois l'institut homœopathique attendit la solution. L'avis de l'Académie, puissant auprès du ministre, ne l'enchaînait pas d'une manière absolue. Il suffisait donc que le ministre pût décider autrement que son conseil, pour que l'institut homœopathique crût devoir attendre en silence qu'un parti définitif fût pris à son sujet. Repousser l'attaque par une défense immédiate, de quelqu'éclat qu'elle fût revêtue, était mettre en oubli l'intérêt bien entendu de l'homœopathie et les plus simples convenances.

Les médecins homœopathistes avaient plus d'un reproche à adresser à l'Académie; et le plus évident de tous était sa précipitation à juger ce qu'elle ne connaissait pas. Pourquoi les homœopathistes l'auraient-ils imitée jusqu'en ses défauts? Si l'administration, pénétrée du *mal jugé* de l'Académie, eût voulu être mieux éclairée; si elle avait demandé que des expériences nouvelles fussent faites, la critique de l'institut homœopathique n'aurait été qu'une satisfaction d'amour-propre dépourvue de tout intérêt; et d'ailleurs, l'administration était libre de se décider absolument contre l'Académie. Il fallait donc que l'institut homœopathique réfléchît à la réponse qu'il avait à faire; il fallait aussi qu'il sût quel parti lui restait à prendre, et la décision de l'autorité pouvait seule le lui dicter.

Le 8 septembre dernier, la question fut tranchée. M. le docteur Pétroz, président actuel de l'institut homœopathique, reçut de M. le ministre de l'instruction publique la lettre suivante, et c'est à cette lettre que répond le mémoire qui la suit.

« Paris, le 8 septembre 1835.

« Monsieur le président,

« J'ai reçu la lettre que vous m'avez fait l'honneur « de m'écrire pour me rappeler la demande formée « par l'Institut homœopathique de Paris. Je n'avais « point perdu cette affaire de vue, mais avant de « prendre une décision définitive sur la demande de « cette Société, j'ai dû examiner avec soin et discuter « les avantages et les inconvénients que pourrait offrir « son établissement. Parmi les conditions énoncées au « projet de réglement que vous m'avez soumis, il en « est que je ne puis approuver, du moins jusqu'à « nouvel ordre. J'autoriserai donc l'Institut homœo- « pathique à se réunir et à poursuivre les travaux « dont il désire s'occuper, à la condition qu'il retran- « chera de son règlement les dispositions contenues « dans les articles 25 et 26, et qui sont relatives à l'é- « tablissement d'un dispensaire et d'un hôpital ho- « mœopathiques. Je ne doute pas que la Société n'ap- « précie les motifs d'une pareille restriction. Il est juste, « sans doute, de n'apporter aucun obstacle aux re- « cherches purement scientifiques, quelle que puisse « être leur nouveauté, mais il est du devoir d'une sage « administration d'attendre que le temps et l'expé-

« rience aient prononcé sur la valeur des nouvelles « méthodes thérapeutiques avant d'en autoriser l'ap- « plication dans des établissements publics et gratuits.

« Veuillez en conséquence, M. le président, com- « muniquer cette lettre à l'Institut homœopathique, « et lorsque vous m'aurez transmis son nouveau rè- « glement modifié, je m'empresserai de l'approuver « et de lui transmettre l'autorisation qu'il sollicite.

« Agréez, M. le président, l'assurance de ma con- « sidération distinguée,

« *Le ministre de l'instruction publique*,

« GUIZOT. »

Je demande quelque indulgence au lecteur pour les nombreuses imperfections de ce morceau. Écrit à la hâte, le style offre sans doute bien des négligences. Des longueurs faciles à éviter quand on a du temps devant soi, se rencontreront nécessairement dans ce travail presqu'improvisé. Je prie seulement de penser qu'il ne s'agit point d'une œuvre d'art, mais d'une critique scientifique ; et qu'ici les règles propres aux travaux littéraires sont sans application.

Dr LÉON SIMON.

Paris, le 14 septembre 1835.

MONSIEUR LE MINISTRE,

L'institut homœopathique de Paris a l'honneur de vous accuser réception de votre lettre en date du 8 septembre, et de vous adresser une nouvelle copie de ses réglements modifiés, en ce qui touche les articles 25 et 26, comme vous lui en avez exprimé le désir. Au moment où votre lettre lui est parvenue, il se disposait à solliciter de nouveau votre autorisation, et à vous dire quels motifs l'engageaient à poursuivre sa demande.

L'institut homœopathique de Paris connaît trop bien les lois du pays, il sait trop apprécier la sagesse des raisons alléguées par Votre Excellence, lorsqu'elle diffère d'autoriser la fondation d'un dispensaire, pour ne pas y acquiescer. Comme vous, il croit qu'il est d'une sage administration *d'attendre que le temps et l'expérience aient prononcé sur la valeur des nouvelles méthodes thérapeutiques, avant d'en autoriser l'application dans des établissements publics et gratuits*. Il ne peut donc qu'applaudir à cette sollicitude que vous inspire l'intérêt des classes pauvres, de ces classes sur lesquelles se réunissent toutes les douleurs, et pour qui la médecine ne saurait être trop prompte, trop active et trop bienfaisante.

Mais au nom de ces classes pauvres dont l'intérêt vous touche si puissamment, l'institut homœopathique vous demande à sortir de la position équivoque où l'a placé la décision de l'Académie, qui, sans doute, a été la base de votre détermination. Il désire mettre en évidence la supériorité de ses méthodes thérapeutiques sur celles des autres doctrines médicales. Autrement, l'*expérience* se multiplierait sans résultat, et le *temps* s'écoulerait sans aucun fruit.

Les discussions scientifiques et les travaux spéculatifs sont stériles, à moins qu'ils ne conduisent à une application pratique. Notre époque est devenue, à bon droit, trop rigoureuse et trop exigeante pour se laisser séduire par l'éclat des théories et la rigueur de l'enchaînement logique. Elle ne donne son consentement qu'aux théories ou aux systèmes qui conduisent à faire plus et mieux qu'on ne faisait avant eux, et lorsqu'il s'agit d'une doctrine médicale, la question qui se présente dès l'origine, et qui embrasse toutes les autres, est celle-ci : *Guérissez-vous plus, gué-*

rissez-vous mieux qu'on ne guérissait avant vous? C'est ce qu'affirme la doctrine homœopathique; et nous voudrions que cette vérité, considérée comme une simple prétention, fût démontrée pour tous; qu'elle acquît ainsi force de chose jugée. Nous le voudrions dans l'intérêt de toutes les classes de la société, qui ont besoin d'être éclairées sur la valeur des méthodes thérapeutiques qu'on leur propose, dans l'intérêt de la science, appelée, selon nous, à une série indéfinie de progrès, sous l'influence des principes émis par notre vénérable maître SAMUEL HAHNEMANN.

Mais comment l'opinion pourrait-elle se fixer, lorsqu'elle se trouve balancée entre la décision un peu étourdie de l'Académie, et les succès positifs, tout individuels qu'ils soient, obtenus chaque jour par l'homœopathie? De toute nécessité, l'opinion publique flotte indécise entre les deux camps qui de plus en plus divisent les médecins, et nous croyons que Votre Excellence irait au-devant de ses désirs, comme elle satisferait aux nôtres, si elle ordonnait une vérification pleine et entière de la thérapeutique homœopathique. Sans cela, il faudrait convenir que la décision de l'Académie nous enferme dans un cercle vicieux impossible à franchir.

Dans la lettre qu'elle vous a adressée, l'Académie vous dit : « C'est dans l'intérêt de la vérité, c'est aussi « pour leur propre avantage, que les systèmes, en « fait de médecine surtout, ne veulent être ni atta-

« qués, ni défendus, ni persécutés, ni protégés par le « pouvoir. Une saine logique en est la plus sûre ex- « pertise. Leurs juges naturels, ce sont les faits ; leur « infaillible pierre de touche, c'est l'expérience. Force « est donc de les abandonner à la libre action du « temps. Arbitre souverain de ces matières, seul il « fait justice des vaines théories, seul il asseoit avec « stabilité dans la science les vérités qui doivent en « constituer le domaine (1). »

Ainsi, l'Académie condamne l'administration à une impassibilité qui ne peut être ni dans son caractère, ni dans sa mission. Les systèmes de médecine ne sont point, nous le répétons, de ces spéculations qui planent au-dessus du monde réel sans l'intéresser directement. Du jour où ils ont été conçus, obéissant à leur tendance, ils se résolvent en faits utiles ou nuisibles, selon que les principes qui les constituent sont vrais ou faux. L'administration ne peut donc rester indifférente au bien ou au mal qu'ils portent avec eux. Ce serait vouloir qu'elle considérât d'un œil sec les douleurs humaines. De pareils arguments échappent à toute discussion.

Le temps est sans doute un grand maître. A lui seul appartient de faire la part de la vérité et des exagérations possibles qui prennent leur source dans un généreux enthousiasme, et de ces obstinations

(1) Lettre de l'Académie à M. le ministre de l'instruction publique.

calculées que la vanité blessée ou l'intérêt compromis font naître trop souvent. Mais le temps n'a point de valeur absolue. Il appartient aux efforts des hommes d'abréger ou d'accroître sa durée: et puisque l'expérience peut abréger le temps, et que nous la reconnaissons tous pour notre juge naturel, nous vous demandons nos juges, et nous vous les demandons avec instance.

Quelles lumières pourriez-vous attendre de la succession règulière des jours, des mois et des années? Ne reproduiraient-ils pas toujours les mêmes faits et les mêmes inconvénients? Réduits comme nous le sommes aux seuls avantages de la pratique individuelle, nos succès ou nos revers, s'accomplissent dans le mystère du foyer domestique, ils échappent à tout contrôle comme à toute justification. Propres à convaincre celui dont nous avons fait cesser les douleurs, ils nous laissent sans défense devant les prétentions excusables du malheureux dont les infirmités dépassent la puissance de toute médecine connue. Ainsi, le doute se perpétue, l'hostilité trouve des prétextes pour combattre, en l'absence de motifs fondés, le bien ne se produit pas, et le temps n'est plus cet arbitre souverain, qui, tout en faisant justice des vaines théories, assure avec stabilité dans la science les vérités qui doivent en constituer le domaine.

En vous demandant, Monsieur le Ministre, d'ordonner la vérification de la thérapeutique homœopatique, nous entendons faire à l'expérience cet appel qui vous permettra d'autoriser plus tard la fondation d'un dis-

2

pensaire, et plus tard encore un hôpital. Suivre cette marche, c'est obéir au sentiment de justice et à la saine raison. Nous l'avions compris. C'est pourquoi, nous nous étions adressés à l'autorité administrative au lieu d'aller directement à l'Académie; c'est pourquoi aussi, nous tînmes vis-à-vis de cette société savante une ligne de conduite invariable, dès que vous l'eûtes saisie de la question homœopathique. Nous devons vous donner les motifs de notre conduite et de notre préférence.

Nous désirions être autorisés à nous constituer société scientifique et à fonder un dispensaire, afin de rassembler les matériaux théoriques et pratiques d'un jugement académique que nous aurions provoqué plus tard. Car jamais nous n'avons voulu que l'homœopathie se glissât furtivement dans la science et dans la pratique de la médecine, et nous, ses adeptes, ne pouvons accepter l'espèce de défaveur qu'on a déversée sur nos doctrines comme sur toutes les innovations. Nous avons trop l'habitude de la marche des idées à travers le monde, pour ignorer que les découvertes les mieux fondées, les vérités les plus évidentes, sont toujours repoussées à leur origine, même de ceux qui passent pour en être les seuls juges compétents. Nous ne pouvions oublier l'expérience de tous les pays et de tous les siècles, que l'expérience contemporaine confirmait encore. Mais une fois l'Académie mise en demeure de se prononcer sur la valeur de l'homœopathie, nous essayâmes de régulariser une position que nous acceptions désormais, bien qu'elle ne fût pas de notre choix.

Nous adressâmes donc à sa commission la lettre suivante :

« Messieurs,

« Nous avons su par la voie des journaux que l'A-
« cadémie de médecine vous avait nommés pour exa-
« miner la question que M. le ministre de l'instruction
« publique lui a adressée relativement à la doctrine
« médicale homœopathique. Il ne s'agit pas, dans la
« pensée du ministre, d'examiner le point de science
« que soulève cette doctrine, mais seulement de sa-
« voir s'il est convenable ou non de donner une au-
« torisation légale au dispensaire que nous avons créé.

« Dans l'ignorance où nous sommes sur la direction
« que vous vous proposez de donner à votre travail,
« nous avons l'honneur de vous informer que nous te-
« nons à votre disposition tous les documents ministé-
« riels et authentiques qui établissent comment l'exer-
« cice et la pratique de la médecine homœopathique
« sont autorisés et compris dans les différents états
« d'Allemagne et de Russie où cette médecine est
« exercée.

« Mais si la commission pensait qu'elle ne pût don-
« ner un avis sur la question de police médicale sans
« entrer dans le fond de la discussion, et qu'à ce titre
« elle voulût se livrer à des travaux méthodiques et
« réguliers d'expérimentation, la Société de médecine

2.

« homœopathique a également l'honneur de vous in-
« former qu'elle est à votre entière disposition.

« La Société profite de cette occasion pour vous « exprimer combien elle regrette de voir la doctrine « homœopathique portée devant l'Académie par une « voie indirecte. Son intention était de l'en saisir « directement, et de lui proposer l'examen du pro- « blême dans toute son étendue. A cet effet, elle « réunissait les matériaux susceptibles de l'éclairer, et « en s'adressant au ministre pour obtenir l'autori- « sation d'établir un dispensaire, elle n'avait d'autre « intention que de se mettre en règle vis-à-vis des lois « existantes, et entre autres avec la nouvelle loi contre « les associations.

« Aussi le plus vif désir de la Société homœopati- « que serait-il que l'Académie consentît à embrasser « la question dans toute son étendue, à l'examiner « sous toutes ses faces.

« Nous avons l'honneur d'être, messieurs, vos très- « humbles et très-obéissants serviteurs et confrères,

« Croserio, président,

« Léon Simon, secrétaire-général. »

A cette lettre, M. le secrétaire-perpétuel répondit au nom de sa compagnie :

« Messieurs,

« L'Académie a reçu la lettre que vous lui avez fait
« l'honneur de lui adresser, et l'a transmise sur-le-
« champ à la commission qu'elle a chargé de préparer
« une réponse aux questions ministérielles. Votre lettre
« renferme des offres de service dont la commission
« n'hésitera pas à profiter si elles les croit nécessaires.
« C'est en son nom et au nom de l'Académie que
« j'ai l'honneur de vous transmettre des remercî-
« ments.
« Je suis, avec une parfaite considération, messieurs,
« votre très-humble et très-obéissant serviteur,

« Le secrétaire-perpétuel,

« E. PARISET. »

D'après cette réponse, nous crûmes que la commission, et par contre-coup l'Académie, avaient parti pris contre nous; qu'il s'agissait, en cette circonstance, d'une condamnation et non d'un jugement, et qu'à l'exemple de tant d'autres vérités méconnues, la découverte de Hahnemann serait repoussée sans examen de ceux qui avaient le plus d'intérêt à l'examiner. Quelque douleur que nous ressentîmes d'une conduite aussi contraire aux usages académiques qu'à la saine raison, nous dûmes nous résigner à l'épreuve dont nous étions menacés. Il ne nous convenait pas d'implorer justice de ceux qui nous la refusaient; il nous convenait encore moins de tracer une ligne de conduite à un corps savant qui décrétait d'une façon si résolue son infaillibilité scientifique. Moins pénétrés de la gravité du débat, nous aurions pu nous procurer un triomphe facile en repoussant l'attaque par une défense qui n'aurait été ni sans éclat ni sans publicité. Mais voulant éviter la voie des récriminations, quelque fondées qu'elles fussent, et nous méfiant des périls d'un premier entraînement, nous ne voulûmes pas compromettre le succès de notre cause par un défaut de forme. D'ailleurs, le temps n'est plus, grâces à Dieu, où la polémique qui n'a d'autre objet qu'elle-même soit accueillie avec faveur. On ne terrasse point un adversaire parce qu'il a adopté une fausse tactique. Notre siècle est plus exigeant. Il veut que tout inventeur et tout propagateur d'idées nouvelles justifie leur découverte, abstraction faite des attaques inconsidérées, que l'ignorance, la prévention, l'amour-propre blessé, et quelquefois les suggestions aveugles de l'intérêt privé, dirigent contre elles. Notre époque a raison de penser ainsi. Il est si facile de vaincre les mauvaises passions de la nature humaine, qu'à chaque instant un siècle pourrait être dupe.

Dans une semblable conjoncture, quel parti nous reste-t-il à prendre? Nous avons à remonter jusqu'à l'autorité dont vous êtes revêtu, et à vous prier d'intervenir entre l'Académie et nous. Nous sentons qu'à cet égard plus d'un scrupule peut s'élever dans votre conscience, et nous devons les dissiper.

Nous respectons trop la liberté de discussion, et surtout le libre exercice de la médecine, pour vous proposer de sortir de vos attributions, en transformant l'administrateur en académicien. Dans le débat qui s'élève entre l'Académie et nous, nous voudrions que la question fût jugée sans retour ; mais par malheur, ni la théorie ni la pratique hommœpathiques n'ont été examinées par cette société savante. Des bons mots plus ou moins ingénieux échappés à l'humeur facétieuse de MM. les Académiciens, des mouvements passionnés dans une réunion où il ne devrait y avoir accès que pour les dictées d'une raison sévère, des erreurs de fait, de vagues assertions, qu'avec juste raison nous pourrions renvoyer à nos adversaires, et, (chose incroyable, pour ne pas dire inique!) un jugement sans motifs, un arrêt dont les considérants ont été oubliés, tout cela, Monsieur le Ministre, ne peut arrêter votre amour du progrès de la science, et surtout de celle qui intéresse le plus directement le bien-être des masses.

D'ailleurs, votre qualité d'administrateur pouvait vous engager à prendre l'avis de l'Académie, sans vous condamner à le subir passivement. Car, si l'intérêt de la société commande un examen mûr et sévère de toutes les théories nouvelles qui se produisent, cette même société veut être garantie contre les petites passions qui agitent les corps savants aussi bien que le commun des hommes. Il semble, qu'il soit dans la destinée de toute pensée progressive d'avoir à lutter pour se faire admettre, et que la mesure de vérité qu'elle renferme soit en raison directe de l'opposition qu'elle rencontre. On dirait que l'esprit humain est le même, quel que soit le lieu, le temps et la condition sociale où on l'observe. A la première lueur d'une vérité inconnue, il est saisi d'effroi. Il faut que l'œil de notre esprit s'habitue peu à peu à en supporter l'éclat, comme cet aveugle qu'un art bienfaisant rend à la lumière, n'arrive que graduellement à supporter sans douleur la clarté du jour.

Indépendamment de ces considérations, qui touchent à l'intérêt social, à votre position et au triomphe de la vérité, il s'agit aussi de la conduite de l'Académie. Il est toujours fâcheux de voir un corps savant assez oublieux de lui-même pour déverser l'injure sans motifs, condamner une doctrine qu'aucun de ses membres n'a étudiée, et jeter sur les hommes qui la professent des imputations calomnieuses dont il serait impossible aux calomniateurs d'administrer la preuve. Lorsque M. Andral père dit qu'il ne voyait au fond des moyens homœopathiques que des friponneries, lorsque M. Londe les taxa de charlatanisme, toutes ces assertions, dénuées de preuves, toutes ces calomnies gratuites rejaillissent sur leurs auteurs et sur la compagnie dont ils sont membres, car la dénégation la plus éclatante ne tarde pas à se produire.

Rien de plus insidieux que ces imputations de friponnerie et de charlatanisme que les médecins se renvoient chaque fois qu'il se produit dans la science l'une de ces révolutions qui menacent de compromettre des réputations établies. En l'absence de raisons et d'arguments, ces injures, dont le ton accablant embarrassent beaucoup plus l'honnête homme qui les reçoit que celui qui les profère, manquent rarement leur effet. Il est toujours possible de détruire un faux raisonnement, de renverser une mauvaise théorie; mais il n'est aucun moyen de prouver qu'on est homme de bien. Essayer de le démontrer, c'est déjà s'avouer à moitié vaincu, ou tout au moins susceptible de l'être.

Remontons cependant, Monsieur le Ministre, à la source de ces imputations, et peut-être y découvrirons-nous quelque chose de fâcheux pour la moralité des savants. L'injure part constamment ou d'un froissement d'amour-propre, ou d'un intérêt blessé, ou d'un sentiment de défiance. Chaque intelligence veut être la mesure du vrai et du possible; et au milieu du scepticisme énervant qui accable toutes les classes de la société, scepticisme qui n'a point épargné la médecine, c'est un spectacle curieux et affligeant que la confiance absolue de chacun en ses forces et en ses lumières. On ignore et on n'a pas le courage de se résoudre à étudier; on s'était fait une manière de voir qu'une doctrine nouvelle renverse; on se soutenait sur le flot de l'opinion avec le bagage qu'on avait amassé à grande peine, et ainsi lestées des réputations plus ou moins bien établies sillonnaient paisiblement la société. Obéissant au souffle dont elle est agitée, l'opinion, qui ouvrait passage aux gloires qu'elle avait constatées, apprend que d'autres gloires essayent de se faire jour et de s'élever. Elle les met à l'épreuve; et à peine satisfaite, elle veut que tous se précipitent dans la voie nouvelle. Briser les résistances l'inquiètent assez peu. On le sait, et on s'en méfie. Lutter contre elle, et, à cet effet, user de toutes les armes possibles, est la tactique ordinaire des opinions qui ont atteint le terme de leur course, de ces opinions qui *se passent et vieillissent*, comme disait saint Paul. Elles périront, elles le savent, car il faut que les temps s'accomplissent. Mais il leur reste une joie à ressentir, une satisfaction à éprouver : il faut qu'elles maudissent. Alors, elles vomissent l'injure, lancent l'anathème, se font calomniatrices par désespoir et par ignorance. Laissons-les passer! d'autres soins nous réclament.

Si la discussion de l'Académie n'avait porté que sur de semblables assertions, nous n'essayerions pas de la réfuter; mais deux témoignages imposants, par le caractère de ceux qui les ont produits, et par ce qu'ils offrent de spécieux, ont servi de motif à la décision dont l'Académie vous a transmis le résultat. M. Andral fils a argué de 140 expériences infructueuses qu'il aurait faites à l'hôpital de la Pitié, et M. Bally a parlé des essais entrepris à l'Hôtel-Dieu de Paris par deux de nos collègues, MM. Léon Simon et Curie.

Le caractère honorable de M. Andral fils, son habileté expérimentale, sa bonne foi reconnue et l'autorité dont il jouit à l'Académie, étaient des motifs suffisants pour inspirer le doute : non ce doute qui nie ou repousse, mais le doute qui examine encore. L'opinion de ce savant devait prémunir contre un trop facile entraînement, elle était insuffisante pour créer des préventions ; et en la prenant pour base d'une décision, c'était compromettre la renommée de haute sagesse à laquelle toute académie doit aspirer. Le témoignage de M. Bally était plus positif et plus direct. Lui, au moins, il ne s'était pas fié à ses lumières sur une question qui lui était inconnue. Il avait appelé à son aide deux des défenseurs de la nouvelle doctrine, et les avait prié d'agir sous ses yeux. A ne consulter que les apparences, le témoignage de M. Bally était d'un grand poids. Grâces à Dieu, de l'apparence à la réalité la distance est grande !

Il est très-vrai, Monsieur le Ministre, que, dans le courant de décembre 1833, MM. Léon Simon et Curie se rendirent à l'Hôtel-Dieu de Paris, sur l'invitation de M. Bally, pour y appliquer la thérapeutique homœopathique. Ils demandèrent, à ce dernier, de mettre son service à leur disposition, et de faire des doctrines qu'ils défendaient une application complète. A toutes les demandes qu'ils adressèrent, M. Bally acquiesça ; mais aucune ne fut tenue. Les expériences commencèrent le 20 décembre 1833, et le 16 janvier MM. Léon Simon et Curie se virent dans la nécessité d'adresser à M. Bally la lettre suivante :

« Monsieur,

« Depuis un mois bientôt, que, sur votre invitation,
« nous expérimentons la thérapeutique homœopa-
« thique dans le service que vous dirigez, nous n'a-
« vons obtenu que des résultats négatifs pour ou contre
« la doctrine que nous défendons. Il nous semble que
« cela tient à plusieurs causes sur lesquelles nous dé-
« sirons fixer votre attention, afin que nous avisions
« à en triompher, si la chose est possible, ou que nous
« renonçions, de part et d'autre, à poursuivre des
« tentatives qui seraient sans résultat.

« Au nombre des malades que vous nous avez con-
« fiés, se trouvaient deux catarrhes pulmonaires chro-
« niques sur des sexagénaires. L'un d'eux s'est trouvé
« assez promptement amélioré pour demander et ob-
« tenir sa sortie. Le second se trouve également bien,
« mais il lui manque des forces qu'il retrouverait assez
« promptement, si dans l'hôpital on ne lui refusait les
« vêtements nécessaires pour se lever et prendre l'exer-
« cice dont il a besoin (1). Ni l'un ni l'autre de ces
« deux malades n'est guéri, tous deux nous sem-

(1) On s'étonnera sans doute que nous soyons entrés dans ces détails avec M. Bally. Mais l'étonnement cesserait si on savait combien les petits soins sont négligés dans nos hôpitaux, et si on réfléchissait à leur importance dans la cure des maladies.

« blent en voie de guérison. L'un a quitté l'hôpital « et l'autre se propose de l'abandonner aussitôt que « ses forces seront revenues. Voici donc deux tentatives « inutiles sans qu'on puisse en rien conclure pour ou « contre l'homœopathie.

« Le même inconvénient semble devoir se présenter « pour toutes les affections chroniques que vous nous « avez confiées. Ainsi le malade placé au numéro 44 « de la salle Saint-Landry, atteint d'une *hépatite « chronique avec flux hémorrhoïdal*, menace de « quitter l'hôpital, non qu'il doute de l'action des *in- « finiment petits* sur lui-même, mais parce qu'au con- « traire il ne veut point s'exposer à la sur-excitation « morbide qui est l'effet primitif de l'administration des « médicaments homœopathiques. Cependant, sous leur « influence, le flux hémorrhoïdal s'est singulièrement « modéré. Mais le malade n'est point guéri (1). « Il en est de même de cet ancien militaire atteint « d'*emphyséme pulmonaire*, maladie qui date de « quinze ans, et qui est venue à la suite de sept infec- « tions de gale, dont l'une n'a pas duré moins de cinq « ans. Pour le traitement de cette maladie, il nous « faudrait un temps fort long, qui serait au moins de « plusieurs mois. Nous doutons que le malade ait une « patience assez éprouvée pour nous les accorder, et

(1) On remarquera le soin minutieux avec lequel nous détaillons les faits, et en rapprochant notre dire de celui de M. Bally on verra qui de lui ou de nous fut plus vrai et plus réservé dans ses paroles.

« nous aurions à craindre qu'à l'exemple des autres il « nous abandonnât aussitôt qu'il irait mieux.

« Nous rencontrerons les mêmes obstacles toutes les « fois qu'il s'agira de maladies chroniques un peu an- « ciennes et un peu graves, et vous n'avez pas plus de « puissance que nous pour retenir un malade malgré lui.

« Ne pouvons-nous conclure de ce qui précède « qu'il nous est impossible d'arriver à aucune conclu- « sion, en ce qui touche les maladies chroniques, « qu'autant que nous agirions sur une assez grande « échelle, pour espérer qu'il se trouvera, dans le nom- « bre, quelques malades qui nous fourniraient des ob- « servations complètes, les seules qui soient con- « cluantes? Ce n'est pas avec six malades chez les « hommes et deux chez les femmes, que nous pouvons « espérer un résultat aussi désirable.

« Dans cette supposition, nous vous demanderions « de concentrer nos efforts sur les maladies aiguës, si « des obstacles d'un autre genre ne se présentaient.

« Il y a en médecine une opinion qui tend à s'accré- « diter et qui nous semble résulter d'une faute de lo- « gique et d'une mauvaise expérience : c'est que le « succès ne prouve rien dans le traitement d'une ma- « ladie aiguë, en faveur d'une méthode thérapeutique, « qu'autant qu'on possède un grand nombre d'obser- « vations confirmatives les unes des autres.

« Jusqu'à un certain point, il est vrai de dire que « plus l'expérience se multiplie et mieux le principe « avancé est démontré. Ceci est vrai des maladies

« chroniques aussi bien que des maladies aiguës; mais « alors il faudrait procéder sur une assez grande « échelle pour obtenir cette suite d'observations « qu'exige la démonstration.

« Dans ce moment votre service se trouve partagé « entre quatre personnes. M. Piorry en possède la moi-« tié; l'interne en a également une partie; le reste se « partage entre vous et nous. Il faudrait donc que vous « consentissiez à faire, sur le nombre de lits que vous « vous êtes réservés, une application générale de la « méthode homœopathique; c'est ce que nous vous « demandons. Alors, nous aurions l'espérance fondée « de rencontrer dans le nombre quelques observations « concluantes, de celles qui ne permettent pas la ré-« plique, et qui autorisent à pousser plus loin l'ob-« servation, et cela dans un temps assez court.

« Car nous ne pensons pas que votre intention se « borne à vouloir vérifier d'une manière générale si « les petites doses produisent ou non un effet quelcon-« que, si leur effet est contraire ou nuisible. *A priori*, « tout médecin doit être porté à croire qu'elles agissent, « si surtout il réfléchit au mode de préparation que su-« bissent les médicaments homœopathiques. Nous « sommes en un temps où l'extraordinaire a cessé « d'étonner, et nous pensons que vous ne tombez pas « dans l'erreur des médecins qui nous font la guerre, « s'extasiant sur l'impossibilité d'obtenir un effet thé-« rapeutique avec des millioniémes et des dix millio-« nièmes de grain. Ceux-là nous paraissent avoir le tort

« grave d'être assez oublieux des notions les plus sim-
« ples de la physique, pour ne pas s'apercevoir que
« dans l'action des corps sur l'organisme vivant, les
« propriétés pondérables ne sont pas tout. De vous à
« nous, la question avait été posée dans des termes
« bien autrement larges. Il s'agissait de savoir préala-
« blement si les médicaments homœopathiques ont une
« action salutaire sur l'économie, jusqu'où s'étendait
« leur puissance, quelles limites elle ne pouvait franchir.
« Dès le début, nous avions désiré vous mettre à même
« de juger par approximation à quel point elle s'arrête.
« C'est pourquoi, nous nous étions chargés d'une jeune
« phtisique arrivée au dernier degré d'émaciation,
« dont les fonctions digestives étaient aussi profondé-
« ment altérées que les fonctions respiratoires, et chez
« laquelle, par conséquent, il n'y avait aucun espoir
« d'obtenir la réaction nécessaire pour espérer sa gué-
« rison. La même intention nous animait lorsque nous
« consentîmes à donner des soins à une autre femme
« atteinte d'hydropisie ascite, compliquée de tumeur
« abdominale enkystée, malade qui avait déjà subi
« douze ponctions, et qui était arrivée à un très-haut
« degré d'émaciation.

« Il ne reste donc que trois malades qui pourraient
« nous permettre d'espérer quelque résultat. C'est,
« d'une part, le jeune garçon tailleur atteint de fièvre
« typhoïde; l'homme couché au n° 40 ou 41 de la salle
« Saint-Landry, qui a une paralysie de la langue, et
« le malade que vous jugez, ainsi que nous, affecté de

« cavernes dans la partie du lobe supérieur du pou-
« mon gauche correspondant à la région sous-clavicu-
« laire. Évidemment, ce malade est amélioré. L'enroue-
« ment a diminué, les sueurs nocturnes diminuent
« aussi, le sommeil est devenu long et réparateur, la
« toux moins fréquente et plus facile. La fièvre typhoïde
« se trouvait accompagnée, chez le second de ces
« malades, d'une affection de poitrine antérieure à la
« fièvre, qui a persisté après les symptômes cérébraux
« et abdominaux, aujourd'hui entièrement disparus,
« mais qui persiste en s'amendant chaque jour. Une
« nouvelle complication qui vous étonnera aussi peu
« qu'elle nous étonne peu nous-mêmes, c'est la fissure
« survenue au sacrum. Aujourd'hui, elle va infiniment
« mieux, bien qu'elle n'ait reçu d'autre pansement que
« des plumasseaux arrosés de teinture d'arnica, et une
« dose d'arnica à l'intérieur. Ce malade, n'ayant subi
« aucun traitement allopathique, peut permettre,
« sinon de conclure d'une manière positive en notre
« faveur (car il est admis en médecine que les fièvres
« typhoïdes guérissent quelquefois indépendamment
« de tout traitement), d'espérer au moins que de pa-
« reils essais venant à se multiplier, autoriseraient une
« conclusion. Aussi, nous vous demanderons de con-
« tinuer à le traiter, quelque parti que vous adoptiez
« pour l'avenir. Reste donc la paralysie de la langue.
« Nous ne pouvons en rien dire aujourd'hui, vu le
« peu de temps qu'elle reçoit nos soins; aussi, deman-
« dons-nous à continuer de la soigner.

« Ce qui précède revient à dire, qu'avant de prendre de nouveaux malades, nous désirons être assurés « que nos expérimentations se feront avec tous les « soins et toute l'exactitude nécessaires. Il est difficile « de rencontrer ces conditions dans les hôpitaux, à la « manière dont ils sont actuellement organisés. Nous « n'en voulons pour preuve que ce qui s'est passé sous « nos yeux. Le malade atteint de fièvre typhoïde est « resté un jour entier sans recevoir de pansement pour « sa fissure au sacrum, bien que nous l'ayons expressément recommandé. Du pain lui a été délivré malgré nos ordres. Pendant plusieurs jours, la jeune « phtisique dont nous parlions plus haut, n'a pu obtenir des lavements d'amidon que nous lui avions « prescrits. Ces inconvénients graves qui menacent de « se reproduire, et qui se reproduiront infailliblement, dépendent de l'organisation du service. A « l'heure où nous faisons notre visite, internes, élèves « en médecine et en pharmacie, infirmiers, et la sœur « elle-même, sont occupés à la visite de M. Piorry. « Ce n'est qu'en courant, et le plus souvent en passant d'une salle à l'autre, qu'il nous est possible de « leur dicter des prescriptions pour les malades que « nous soignons. Faut-il s'étonner qu'avec la meilleure « volonté du monde, il se commette des oublis?

« Au surplus, il nous serait difficile de les éviter, « puisque nous n'avons aucune autorité sur les personnes attachées à votre service, et que vos occupations ne vous permettent pas de venir à l'hôpital à

« heure fixe. Nous agissons donc dans un isolement « complet. Vous savez très-bien, Monsieur, que pour « apprécier une méthode thérapeutique et juger une « maladie, il ne suffit pas d'avoir par devers soi le « point de départ et le résultat. C'est la manière de « juger des gens du monde, ce ne peut être celle du « savant. La différence des deux points de vue où nous « sommes placés, exigerait que nous nous rencontras- « sions au lit du malade, pour que le résultat obtenu « par nous, pût être apprécié ce qu'il vaut.

« Des visites faites par nous seuls, la plupart du « temps, des notes cliniques relevées par nous seuls, « ne peuvent conduire à rien. Quelquefois, nous le « savons, vous y avez joint vos propres observations. « Mais comme nous étions absents, il nous a été im- « possible de vous faire nos réflexions sur leur con- « tenu, et ainsi, il est arrivé que vous avez noté des « aggravations de symptômes sur des malades qui, « dans notre pensée, les devaient aux médicaments « dont ils avaient fait usage.

« Nous le répéterons en terminant : des essais ho- « mœopathiques faits dans les hôpitaux, exigent deux « conditions irrécusables : c'est que les expériences « seront suivies de tous ceux qu'elles intéressent, et « qu'on placera les expérimentateurs dans les condi- « tions les plus favorables à l'expérimentation.

« Ne voulant nous arrêter qu'à la dernière de ces « deux conditions, nous vous demanderons de mettre « un assez grand nombre de malades à notre disposi-

« tion, pour que dans un intervalle de six semaines à « deux mois, seul temps que nous puissions employer « à ces recherches, en raison de nos occupations, il « nous soit possible de vous montrer quelques faits « concluans. Nous demandons aussi, que le service « soit combiné de manière à ce que ceux qui y sont « attachés, soient à nos ordres pour éviter les « erreurs et les oublis dont nous nous plaignons, et « qu'enfin, par la régularité de votre présence, vous « nous communiquiez l'autorité dont nous avons be- « soin pour agir avec efficacité. Autrement, nous per- « drions un temps précieux sans vous convaincre per- « sonnellement de la vérité de la doctrine homœopa- « thique, sans profit pour nous-mêmes, et sans « avantage pour la science.

« Nous avons cru devoir vous transmettre ces ré- « flexions, afin de mettre un terme à une position qui « n'est pas tenable, vous priant de prendre une déter- « mination. Quelle qu'elle soit, elle ne peut altérer « les sentiments, etc.

« Léon Simon, Curie. »

D'après ce récit des faits qui se passèrent à l'Hôtel-Dieu, récit tellement exact, que M. Bally n'a rien trouvé à y répondre, si ce n'est qu'il accéderait à nos demandes lorsqu'il aurait terminé ses expériences sur la créosote, faut-il s'étonner que nos collègues n'aient pas obtenu de guérisons dans l'espace d'un mois? On leur livre des phthisiques, dans un état plus ou moins avancé, une hydropisie ascite qui avait déjà subi douze ponctions, un emphysème pulmonaire, suite de sept infections psoriques consécutives, deux catharres pulmonaires chroniques, que M. Bally avait dans ses salles depuis plusieurs mois, et qui ont été assez améliorés en trois semaines, pour exiger leur sortie; et on veut qu'ils fassent, dans ces quelques semaines, plus que l'allopathie n'avait pu faire en quelques mois; on exige d'eux ce qu'on n'a jamais obtenu soi-même, ce qu'on sait impossible à obtenir! Cependant, on avoue que deux malades sont sortis se disant guéris. L'un, était une femme affectée de cancer utérin, qui au bout de quinze jours rentra à l'hôpital, et y mourut. Elle avait subi un traitement de trois mois, et on conviendra que si ce traitement ne l'avait pas guérie, il fallait au moins que cette femme se sentît beaucoup améliorée, puisqu'elle a pu se faire assez d'illusion sur son état, pour croire elle-même à sa guérison. Si quelque chose nous étonne, c'est que dans un cas aussi grave et aussi saillant, le chef de service, M. Bally, n'ait pas vérifié la prétendue guérison de cette femme, et qu'il n'ait pas essayé de la désillusionner. Quant au jeune homme atteint de fièvre typhoïde, voici ce qu'en dit M. Bally : « Deux hommes de même âge et de « forces égales, atteints d'affections typhoïdes, étant « entrés à l'Hôtel-Dieu, furent mis en regard; l'un, « traité par moi, fut guéri au bout de dix jours; le « second, traité par M. Curie, guérit aussi, mais après

« trois ou quatre mois (1). » Sur la durée du traitement, M. Curie conteste, et la lettre ci-dessus fait foi qu'au bout de trois semaines les symptômes typhoïdes avaient cessé, qu'il ne restait plus que les symptômes de l'affection de poitrine antérieure à l'invasion du typhus. Cette dernière circonstance, qu'il eût été loyal à M. Bally de mentionner à l'Académie, explique la différence dans la durée du traitement. Ne sait-on pas, d'ailleurs, qu'il n'est pas de maladies aiguës dont la guérison soit plus difficile que celles qui se hantent sur une maladie chronique? C'est l'opinion de Hahnemann, et par bonheur on la trouve soutenue par M. Broussais et son école, et par M. Andral fils, tant dans sa *Clinique médicale*, que dans son *Traité d'anatomie pathologique*.

Nous le dirons avec franchise : M. Bally a usé dans cette circonstanee d'une tactique malheureuse et peu en harmonie avec son caractère. Il avait demandé une vérification pleine et entière de la thérapeutique homœopathique, et lorsque nos collègues se rendent à son désir, il leur jette presque dédaigneusement quelques incurables, comme s'il leur eût tendu un piége dans lequel ils commirent la faute de tomber. Dans le nombre se trouve une maladie aiguë, mais elle se compliquait d'une affection chronique, et on n'en

(1) Voyez la *Lancette* et la *Gazette médicale*, d'où sont extraites toutes ces citations. Voyez aussi le *Réformateur*, le *Temps* et le *Messager*.

parle pas. N'est-ce pas agir à la manière de ces hommes qui, dans un récit dissimulent une partie de la vérité, et en avouent une autre, afin d'avoir beau jeu pour leur réfutation, tout en se garantissant contre un démenti qui ne manquerait pas de leur être donné, s'ils la dissimulaient toute entière ? (1)

M. Bally offre d'administrer les preuves de ce qu'il avance. Il affirme qu'un registre d'observations a été ouvert. Nos collègues en conviennent; mais ce registre, selon l'un d'eux (M. Curie), dépose en faveur des expériences qui ont été tentées. L'Académie ne croit pas utile de se le faire représenter. M. Curie est plus exigeant. Il écrit à M. Bally lettres sur lettres pour obtenir la représentation de cet argument irrésistible. Mais celui-ci a déménagé sa bibliothèque, et le registre s'est perdu (2). On offrait donc une preuve qu'on était dans l'impossibilité de fournir, et ce document, que personne n'a vu ni vérifié, fut une des raisons qui entraîna la décision de l'Académie. S'il se fût agi d'un jugement, tant de légèreté aurait de quoi surprendre. Mais l'Académie avait parti pris ; dès-lors, tout prétexte était un motif, toute assertion se transformait en preuve.

Quoi qu'il en soit, Monsieur le Ministre, après le

(1) Qu'on ne se fasse point illusion sur nos paroles. La loyauté de M. Bally nous est connue. Nous lui reprocherons seulement d'avoir parlé des expériences dont il s'agit, quand il savait très-bien que de toute nécessité elles ne pouvaient rien prouver, et d'en avoir rendu un compte inexact.

(2) Voyez *Archives de la médecine homœopathique*, n. XIII, p. 38.

16 janvier, M. Léon Simon, jugeant que les expériences proposées n'étaient qu'un simulacre pur et simple, ne voulut pas se prêter plus long-temps à ce semblant d'impartialité (1). Il se retira après avoir écrit la lettre que vous avez lue. M. Curie persista, espérant toujours de M. Bally qu'il se rendrait à ce que son devoir de savant et d'honnête homme exigeaient de lui. Il poussa la longanimité jusqu'à attendre plusieurs mois. Vain espoir! des vieillards que la vie abandonnait, parce que chez l'homme la vie a un terme, des malades que l'homœopathie déclare incurables, voilà en grande partie ce qui lui fut offert. Cependant, M. Curie affirme avoir obtenu des guérisons, et le déménagement de M. Bally lui rend toute démonstration impossible.

Nous le répétons, la décision de l'Académie repose sur deux témoignages : celui de M. Bally, que nous venons de réfuter, et celui de M. Andral, qu'il convient d'apprécier à son tour.

---

(1) Donnez-moi une doctrine médicale quelconque et je me charge de rendre impossible la démonstration par le fait. Il suffit pour cela de négliger les conditions secondaires de l'expérience. Rien n'est plus facile dans un hôpital du service duquel nous n'étions pas maîtres, surtout lorsque M. Bally était plusieurs jours sans venir, et qu'ainsi nous étions soumis au bon vouloir des infirmiers, des sœurs et des élèves. M Bally n'obéit qu'à un sentiment de curiosité lorsqu'il demanda l'expérience. D'ailleurs, ses occupations et son âge ne lui permettent plus un travail de cette nature. Voilà le faux-semblant d'impartialité dont je parle. Il ne suppose pas de calcul de la part de son auteur. (L. S.)

M. Andral fils a fait lui-même des expériences avec bonne foi, nous le croyons; mais sans connaissance de cause, nous le croyons aussi. A ces expériences, 130 ou 140 malades furent soumis. Remarquons en passant, Monsieur le Ministre, combien ces expériences préoccupèrent peu leur auteur, puisqu'au moment où il s'agit d'en faire l'énumération, M. Andral est assez peu sûr du nombre pour que sa mémoire hésite entre deux chiffres. Ces expériences avaient été en partie publiées dans le bulletin thérapeuthique, et l'on ne sera pas surpris que la polémique les ait examinées. *Le journal et les archives de la médecine homœopathique* se chargèrent de ce soin. M. Andral recommenca donc l'expérience, et voici ce qu'il dit: il a divisé ses recherches en deux séries: la première avait pour but de résoudre la question suivante: « Jusqu'à quel point peut-on produire des maladies avec « les mêmes médicaments qui servent à les guérir? » La seconde série se rapportait à l'application thérapeuthique. Pour ses travaux d'expérimentation pure, M. Andral choisit le quinine, l'acconit et l'arnica. Ce fut en vain qu'il insista sur leur emploi; la fièvre intermittente, la fièvre inflammatoire et les douleurs ne se firent point sentir. Cela se peut, et cela dépend de la manière dont M. Andral a procédé. Évidemment, s'il eût connu les conditions sévères imposées par Hahnemann à l'expérimentation pure, il s'y serait conformé, et, dans ce cas, il aurait obtenu des résultats confirmatifs.

Il ne suffit pas, en effet, pour l'homme qui se porte bien, de prendre un agent thérapeuthique donné, pour que les symptômes qui appartiennent à cet agent se manifestent aussitôt.

Il faut encore, d'une part, éviter les influences capables de neutraliser son action, et de l'autre rechercher les conditions qui en favorisent le développement. Nous en appelons à la bonne foi de M. Andral : il ne s'est point conformé aux préceptes enseignés; autrement il l'aurait annoncé à l'Académie, et ne se serait pas contenté de dire : J'ai expérimenté sans résultat. Quelle opinion ce professeur aurait-il d'un médecin homœopathiste qui dirait aux médecins allopathes : Vous préconisez la saignée dans le traitement des maladies inflammatoires; j'ai rencontré des inflammations, j'ai saigné, et cependant je n'ai pas guéri. Désespérant du succès, si je continuais d'agir d'après vos enseignements, j'ai donné le quina, et la guérison ne s'est pas fait attendre? M. Andral répondrait à son argumentateur : Dans les termes où vous vous exprimez, toute réplique est impossible. Qui prouve que la maladie que vous aviez à traiter fût une inflammation? Comment jugerai-je si votre saignée a été faite en temps et lieu convenables? Vous et vos élèves avez pris du quina sans obtenir aucun symptôme de fièvre périodique, lui dirons-nous. Dans quelles conditions l'avez-vous pris? Quel régime avez-vous suivi pendant que vous étiez soumis à l'expérience? Quel fut votre genre de vie? Pendant combien de temps avez-vous continué l'expérimentation? Si vous étiez familier avec la lecture des ouvrages homœopathiques, en seriez-vous à ignorer les conditions très-scrupuleuses de l'expérimentation pure? Et si vous les connaissiez, pourquoi les avoir négligées? Si, au contraire, vous les avez observées avec rigueur, quelle raison vous a porté à vous renfermer dans des termes généraux d'autant plus perfides qu'ils échappent à toute critique? Encore une fois, M. Andral n'a point rempli les conditions de l'expérimentation pure, et nous n'en voulons d'autres preuves que ce qu'il dit de l'aconit et de l'arnica (1).

Dans sa pensée, pour que l'aconit agisse sur l'homme sain, il faut absolument qu'il développe l'espèce de fièvre que les auteurs ont nommée fièvre synoque; il faut aussi que l'arnica développe des douleurs. L'homœopathie reconnaît l'aconit comme modérateur de la circulation artérielle, propriété infiniment plus com-

---

(1) Dans une question de cette nature il faut serrer un peu l'argument. Nous sommes en droit de demander à M. Andral, la main sur la conscience, s'il s'est conformé à ce qu'exige l'Organon; et, à ce sujet, nous le prions de répondre aux questions suivantes:

A-t-il continué les travaux de sa profession pendant l'expérience?

Quel régime a-t-il suivi? Nous le prions de nous le dire avec détail.

A quelle dose, à quel degré d'atténuation a-t-il pris les médicaments? Pendant combien de temps a-t-il continué l'expérience?

Enfin, M. Andral veut-il se conformer aux règles que nous nous offrons à lui tracer, et nous nous faisons fort de lui démontrer sur lui-même la réalité des effets pathogénétiques des médicaments.

Qu'il réponde. . . . . . !

préhensible et plus étendue que celle qui lui était soupçonnée par l'expérimentateur. La question à résoudre consistait donc à savoir, si des phénomènes d'excitation du système artériel s'étaient ou non développés. Il se peut, en effet, qu'attendant toujours une synoque qui ne se présentait pas, des phénomènes d'un autre ordre, quoique de même nature, se soient montrés et aient échappé au regard inexpérimenté de M. Andral. Nous oserions presque l'affirmer. Plusieurs d'entre nous se souviennent encore du moment où s'introduisit l'usage du sthétoscope. Son inventeur, Laënnec, apercevait des symptômes qui nous échappaient à nous, ses élèves, et que des hommes beaucoup plus exercés à l'observation méconnaissaient aussi bien que nous. Quelle différence cependant entre un phénomène d'auscultation et la constatation d'un tableau de symptômes! Le même raisonnement s'applique à l'arnica. Si M. Andral avait lu la *Matière médicale pure* de Hahnemann, il saurait que ce médicament produit des symptômes très-variés, et que les *douleurs* dont il parle ne sont qu'un trait dans un tableau plus général. Est-il donc autorisé à nier ce tableau, parce qu'ayant fait un choix arbitraire de l'un de ses linéaments, il ne l'a pas rencontré ou n'a pas su le reconnaître? Une semblable proposition blesse trop directement les plus simples notions du bon sens le plus vulgaire pour que nous nous y arrêtions davantage.

Si nous passons aux applications thérapeutiques faites par M. Andral, notre critique sera plus directe et par conséquent plus victorieuse. Et, pour le dire en passant, si dans ce qui précède, nous laissons quelque chose à désirer, ne vous en prenez, Monsieur le Ministre, qu'au vague dont le savant académicien a enveloppé son récit. Si par bonheur il voulait préciser un peu mieux les faits, et nous livrer le journal de ses expériences, sans aucun doute nous lui indiquerions le point où il a péché.

« Plusieurs malades attaqués de fièvres intermitten-
« tes, dit M. Andral, ont été traités avec des globules
« de quinquina par la méthode homœopathique :
« QUELQUES-UNS, IL EST VRAI, ONT ÉTÉ GUÉRIS, mais
« non pas tous; tandis que cette maladie n'a pas résisté
« aux doses ordinaires de la médecine allopathique. »

Quelques-uns ont guéri ! L'aveu est trop précieux pour que nous le laissions échapper. D'autres ont continué à souffrir! Depuis quand l'homœopathie enseigne-t-elle que le quinquina doive triompher de toutes les espèces de fièvres intermittentes? Il existe un petit livre du docteur Bœnninghausen, où la thérapeutique de ces maladies se trouve exposée : le nombre des médicaments indiqués s'élève à près de 60. Le quinquina, spécifique pour certaines espèces de fièvres intermittentes, ne l'est donc pas pour d'autres. Pourquoi s'étonner qu'il ait guéri dans un cas, échoué dans d'autres? Mais on ajoute qu'il a suffi d'élever la dose pour que la guérison se produise; ceci soulève, Monsieur le Ministre, un point de doctrine que nous indiquerons sans le développer.

L'homœopathie enseigne qu'il est deux moyens d'arriver à la guérison d'une maladie : l'un direct et l'autre indirect. La médication spécifique, celle qui répond au précepte *similia similibus curantur*, voilà la méthode directe; celle qui est contraire à ce principe constitue la médication indirecte. La première guérit le malade d'une manière prompte et durable, sans perturbation et sans laisser après son emploi le moindre trouble artificiel ; la seconde le perturbe constamment; et il arrive le plus souvent, sinon toujours, que cette méthode laisse subsister, après l'extinction de la maladie principale, des accidents plus ou moins durables. Dans le cas dont il s'agit, ce sont des langueurs dans les digestions, des constipations plus ou moins opiniâtres, des excitations très-variées du système nerveux. On déclare donc le malade guéri, parce que la fièvre intermittente a disparu; mais on ne tient pas compte des symptômes que le quinquina a engendrés. Il vaudrait autant soutenir que le malheureux dont on a engourdi les douleurs à force d'opium se porte bien. Et les médecins allopathes savent eux-mêmes ce qu'il y a de menteur dans ce mieux que l'opium procure; ils savent que ce médicament trop vanté laisse marcher la désorganisation des tissus malades, tout en faisant taire la douleur, qui était le signe évident, et, pour ainsi parler, la mesure de la maladie. Et encore, comment arrivent-ils à ces prétendues guérisons? Par des doses énormes de médicaments, qui toujours désaccordent l'organisme, passagèrement chez celui dont la réaction vitale est énergique ; d'une manière durable et quelquefois irremédiable chez le malheureux dont la puissance de réaction est faible. Dans les cas dont argumente M. Andral, le quinquina n'était point indiqué ; aussi la fièvre a-t-elle résisté aux doses homœopathiques. La guérison, ou ce qu'on appelle ainsi, s'est produite sous l'empire des hautes doses ! Nous en avons donné la raison ; car c'est encore un principe enseigné par Hahnemann, que plus un médicament est approprié à un état morbide quelconque, et plus il est nécessaire d'employer des doses faibles ; et moins ce même médicament est approprié, et plus il faut élever la dose, si on veut que le malade ressente quelque effet.

Le même académicien ajoute que l'aconit n'a non plus exercé aucune influence sur des personnes sujettes à des mouvements fébriles. Vous remarquerez le vague de cette expression, *des mouvements fébriles !* Que signifie ce mot? S'agissait-il de fièvres continues? Mais quels autres symptômes les accompagnaient? Jamais l'homœopathie n'a conseillé d'adresser un médicament à un symptôme isolé, mais à l'ensemble de tous ceux qui existent. Hahnemann dit : « De cette vérité incon-
« testable que, hors l'ensemble des symptômes, il n'y
« a rien à trouver dans les maladies par quoi elles
« soient susceptibles d'exprimer le besoin qu'elles ont
« de secours, nous devons conclure qu'il ne peut point
« y avoir d'autre indication, ou remède à choisir, que
« la somme des symptômes observés dans chaque cas

« individuel (1). » Or, si l'aconit n'a point réussi dans les mains de M. Andral, pour les maladies contre lesquelles il l'a employé, c'est que, voulant formuler une indication thérapeutique d'après l'unique considération du symptôme qui lui paraissait prédominant, il a négligé les autres, qui devaient également servir à déterminer le médicament. Cette faute grave de M. Andral tient à ce qu'il n'avait pas compris les livres de notre maître.

Il avait vu dans l'organon, que Hahnemann enseigne, qu'il est dans tout tableau de maladie deux espèces de symptômes : les uns caractéristiques, les autres secondaires; que, sans négliger ceux-ci, c'est surtout aux symptômes caractéristiques qu'il convient de s'arrêter; et il ne s'est pas demandé ce que l'homœopathie entendait par cette expression. Il a cru que pour l'homœopathe les lésions anatomiques ou de texture étaient ces symptômes. Il a cru ainsi, parce que dans la médecine qu'il professe, ce sont elles qui dictent le traitement.

Sans repousser aucunement ce moyen de connaître, l'homœopathie s'attache bien plus aux lésions de sensation. Ce qu'elle recherche avant tout, c'est à recueillir les différentes expressions de la douleur dans les organes souffrants, et, ce qui est plus caractéristique à ses yeux, ce sont les circonstances qui aggravent, améliorent, ou accompagnent les symptômes proprement dits. Aux yeux de l'allopathie, ces conditions symptô-

(1) Organon, § 18, p. 121.

matologiques ne sont que secondaires : souvent elle les néglige ; et, lorsqu'elle prend la peine d'en tenir compte, c'est, pour ainsi parler, par pure obligeance ; car jamais elle n'en déduit aucune indication thérapeutique. M. Andral ignorait toutes ces choses. Il a voulu éprouver la thérapeutique homœopathique en lui appliquant la mesure de l'allopathie, et il a échoué. Il faudrait croire au miracle et au renversement des lois de l'ordre s'il avait réussi. Toutes ses expériences portent le même cachet. Comment se fait-il qu'il se soit borné à en donner le résultat à l'Académie, assez confiante pour le croire sur parole, et pour se déterminer sur un énoncé aussi vague que peu scientifique ?

Toutes ces choses, nous les aurions dites à l'Académie, si, se rendant à notre demande, elle eût consenti à nous entendre. Mais, encore une fois, son parti était arrêté d'avance. Pour elle, il s'agissait de condamner et de condamner à tout prix. L'examen était donc superflu ; il était même à craindre : car il aurait pu fournir des lumières dont on ne voulait pas et qu'on redoutait.

Nous regrettons, Monsieur le Ministre, d'être obligé d'entrer avec vous dans des détails qui ne sont pas de votre compétence ; mais la décision de l'Académie portant sur deux seules raisons, il est de l'intérêt de notre cause de vous montrer que ses arguments ne sont point fondés, afin que vous en induisiez vous-même le mal jugé de l'Académie.

Elle vous dit : « Chez nous, comme ailleurs, l'homœopathie a été soumise, en premier lieu, aux rigou-« reuses méthodes de la logique, et tout d'abord la « logique a signalé dans le système une foule de ces « oppositions formelles avec les vérités les mieux éta-« blies, un grand nombre de ces contradictions cho-« quantes, beaucoup de ces absurdités palpables qui « ruinent inévitablement tous les faux systèmes aux « yeux des hommes éclairés, mais qui ne sont pas « toujours un obstacle suffisant à la crédulité de la « multitude.

« Chez nous, comme ailleurs, l'homœopathie a subi « aussi l'épreuve de l'investigation des faits ; elle a « passé au creuset de l'expérience, et, chez nous « comme ailleurs, l'observation, fidèlement inter-« rogée, a fourni les réponses les plus catégoriques, « les plus sévères ; car, si l'on préconise quelques « exemples de guérison pendant les traitements ho-« mœopathiques, on sait de reste que les préoccupa-« tions d'une imagination facile d'une part, et d'autre « part les forces médicatrices de l'organisme, en re-« vendiquent à juste titre le succès. Par contre, l'obser-« vation a constaté les dangers mortels de pareils pro-« cédés dans les cas fréquents et graves de notre art, « où le médecin peut faire autant de mal et causer « non moins de mal en n'agissant point du tout qu'en « agissant à contre-sens (1). »

(1) Lettre de l'Académie déjà citée.

Vous aurez sans doute remarqué, Monsieur le Ministre, les nombreuses et violentes épithètes que l'Académie emploie pour stigmatiser nos doctrines. Ce sont *des absurdités palpables*, *des contradictions choquantes*, etc. Si vous doutiez encore des mauvaises passions qui l'animèrent, nous vous prierions de réfléchir au ton de sa missive, et cette réflexion suffirait pour que vous doutassiez de l'Académie au moins autant que vous pouvez douter de nous-mêmes.

Que pensez-vous, d'après ce qui précède, du creuset expérimental auquel l'Académie a soumis la thérapeutique homœopathique? Quelques faits observés par un homme qui ne connaissait pas la doctrine qu'il expérimentait, par un homme qui, se fesant la mesure de toutes choses, décrète l'impossibilité de faire mieux que lui, et de voir ce qu'il n'a pas vu. Voilà à quoi se borne l'interrogatoire auquel l'Académie prétend avoir soumis la thérapeutique homœopathique.

Mais les reproches adressés à la doctrine homœopathique seraient-ils mieux fondés que ceux qui ont été adressés à sa thérapeutique? La logique, en effet, a-t-elle signalé dans l'enchaînement des principes ces *contradictions choquantes*, ces *absurdités palpables* dont arguë l'Académie?

Vous remarquerez d'abord que cette phrase est une pure assertion; que dans la discussion, à part les plaisanteries de bon ou de mauvais goût que se permirent

MM. les académiciens, aucune de ces absurdités palpables, de ces contradictions choquantes n'a été signalée. Vous remarquerez aussi, qu'en se bornant à un simple énoncé il semble que l'Académie ait voulu nous frapper par derrière, afin que nous ne puissions nous défendre. Elle prétend avoir soumis les doctrines de notre maître à l'épreuve rigoureuse d'une logique sévère. Ah! si l'Académie était un corps compact, ayant une doctrine arrêtée, la réponse serait facile; mais dans les conditions où elle se trouve notre embarras est grand; nous ne savons à quoi nous prendre.

Composé hétérogène d'hommes et de doctrines qui se repoussent constamment, les principes d'un académicien n'appartiennent qu'à lui; chacun a ses méthodes et par conséquent sa logique. L'Académie compte dans son sein des *empyriques*, des *éclectiques* et des *dogmatistes* à systèmes opposés, à nuances très-variées. La logique des uns ne saurait être celle des autres; ce qui est absurde aux yeux de l'un est une vérité pour l'autre. C'est le spectacle de l'anarchie scientifique la plus déplorable et la plus malheureuse. Aux yeux de l'empyrique qui ne voit que le fait et ne veut voir que lui, qui repousse tout principe qui lui serve de guide dans la pratique, les grandes lois découvertes par Hahnemann, comme la loi des semblables et la théorie du dynamisme vital, sont choses vaines et futiles. Sceptique par goût et par nature, l'empyrique déclare qu'il est impossible d'arriver jamais à trouver un principe. Sa logique est de n'en point avoir; sa méthode consiste à repousser toutes les méthodes ; sa loi est d'agir sans guide, et, dans son aveuglement, il se fait un titre à l'estime publique de ses négations perpétuelles ; car il appelle sagesse profonde son orgueilleuse humilité. Mais la logique de l'empyrique ne saurait être admise par l'éclectique : pour celui-ci, toutes les doctrines, tous les systèmes ont du bon et du mauvais. Il juge donc qu'il n'y a rien à repousser, rien à admettre d'une manière absolue ; qu'en tout il faut chercher le vrai et le séparer de cet alliage impur dont la faiblesse humaine altère nécessairement, et toujours, la vérité. Voilà la logique de l'éclectique, logique que le dogmatiste réprouve à son tour. Pour ce dernier, la vérité est une et indécomposable, non susceptible de plus ou de moins. Admettre qu'un principe ou un fait puisse être vrai ou faux en même temps, c'est une proposition qui, dans sa pensée, implique contradiction dans les termes et dans les choses. Voilà donc au sein de l'Académie trois logiques qui se repoussent réciproquement. Concevez, Monsieur le Ministre, tout notre embarras à les concilier, et combien il nous est difficile de les satisfaire.

Quoi qu'il en soit, l'Académie ne fut pas mieux informée de la théorie que de la pratique homœopathique.

L'homœopathie s'est présentée à la France comme une réforme intégrale de l'art de guérir, intéressant à la fois tous les éléments dont l'art de guérir se compose. A ce titre, elle a ses principes, sa méthode et ses moyens ; à ce titre aussi, elle donne de nouvelles bases à la physiologie, à la pathologie, et à la thérapeutique.

Elle pose en principe que, dans le traitement des infirmités humaines, le médecin doit toujours se proposer d'agir par voie de similitude; qu'au lieu de soumettre le malade à l'action d'agents doués de propriétés contraires ou différentes des symptômes de la maladie, le succès est d'autant mieux assuré que le médicament employé répond mieux aux symptômes de la maladie elle-même. La logique de l'Académie devait donc se poser la question suivante, et la résoudre contre nous : Dans le traitement des maladies, convient-il d'agir par voie de *similitude*, de *contrariété*, ou de *différence* ? Et alors, un débat immense, dont elle ne paraît pas avoir soupçonné la gravité, se serait engagé dans son sein. Sans aucun doute, les dogmatistes de l'Académie se seraient rattachés à l'axiôme de Galien, que les empyriques auraient repoussé en vertu de leur scepticisme absolu et universel. Les éclectiques auraient essayé de faire prévaloir leur opinion favorite, qui consiste à ne rien repousser et à ne rien admettre d'une manière absolue. Mais au milieu de ce conflit, il eût été difficile de s'arrêter à une opinion, et par conséquent de vous formuler une réponse.

La position était pressante, et, nous ne craignons pas de le dire, l'Académie n'était pas en mesure d'aborder un pareil sujet. Non qu'il faille douter des lumières de ses membres, mais parce que le principe général de l'homœopathie la prenait absolument au dépourvu, aussi bien sous le rapport pratique, comme nous l'avons démontré, que sous le rapport spéculatif.

Depuis deux ans bientôt, que la polémique s'est engagée avec netteté entre l'ancienne et la nouvelle méthode, maintes fois nous avons sollicité nos confrères de s'expliquer ; toujours ils ont reculé devant l'examen de ce vaste problème. Un seul de leurs organes, la *Gazette médicale*, a reconnu que de sa solution dépendait l'avenir de la médecine. Il promettait de nous suivre sur ce terrein inconnu pour lui, et de nous montrer que ce n'était ni par voie de similitude, ni par voie de différence, que les médicaments agissent ; il promettait ainsi, et voilà deux ans qu'inutilement nous attendons l'accomplissement de sa promesse (1).

Nous avons également soutenu contre l'ancienne école que toutes les maladies chroniques, loin d'être locales, ni dans leur origine, ni dans leur terminaison, dépendaient toutes exclusivement de la présence dans l'organisme de certains miasmes que notre maître a nommés *miasmes chroniques*. L'allopathie nous a nié cette prétention de ramener cette longue suite d'infirmités incurables, par ses procédés, à une infection miasmatique. Elle s'est égayée aux dépens de cette vérité qui rend raison des faits les plus graves et les plus mystérieux de notre art. Mais, à part ses dénégations et ses plaisanteries, elle n'a fourni aucun fait, allégué

(1) Voyez la *Gazette médicale* du 1er janvier 1834 et la réponse qui lui fut faite dans le n. 3 du *Journ. de la médec. homœopathique*.

aucune raison contre la doctrine émise par notre maître. Des faits à l'appui de ce point de doctrine, nous les avons fournis par centaines dans les consultations gratuites que nous donnons, où, dans l'intérêt de la science, nous admettons tous ceux de nos confrères qui veulent juger par eux-mêmes. Et l'Académie n'a pas voulu voir : sa prétention était de juger sans examiner.

Enfin, Monsieur le Ministre, nous avons dit à l'ancienne médecine qu'elle agissait en aveugle ; que, n'ayant aucune mesure pour connaître les propriétés véritables des médicaments, elle les appliquait sans principe aucun, et que sa pratique aventureuse la mettait dans l'impossibilité de rendre raison de ses succès et de ses revers. Nous croyions qu'elle serait d'autant plus touchée de cette parole, que nous lui avions offert le moyen de sortir de la position où elle se trouvait, en lui proposant l'*expérimentation pure*, vu qu'elle en est encore à chercher la base d'une *bonne matière médicale*.

L'allopathie n'a point perdu souvenir des doutes élevés dans son sein sur la manière d'apprécier l'action des médicaments. Les plus grandes lumières qui l'ont honorée n'ont jamais rien affirmé à cet égard : loin de là, elles ont toujours exprimé le doute le plus formel sur la valeur des connaissances thérapeutiques. Bordeu, cet homme puissant auquel se rattache toute l'école française, disait : « Sait-on bien encore com-« ment il faut déterminer l'action d'un médicament?

« Est-il bien aisé de déterminer, si et quand il agit sur « les liqueurs ou sur les solides, ou sur l'une et l'autre « de ces deux parties? »

« Il y a peut-être des médicaments qui évacuent une « humeur en la rendant plus abondante dans la masse « du sang, en rendant les humeurs plus ou moins mo- « biles ou plus ou moins épaisses. D'autres font des éva- « cuations en agissant sur l'organe glanduleux simple- « ment. En un mot, il y a là-dedans bien des choses « à examiner; elles sont essentielles, et doivent être « les fondements de la vraie matière médicale (1). » Ces bases ne semblaient donc pas trouvées à Bordeu, dont le génie profond et l'incontestable talent d'observation ne sauraient être méconnus. Elles ne l'étaient pas davantage au temps de Bichat, dont l'autorité irrécusable aux yeux des allopathistes ne saurait être repoussée en cette circonstance.

« Il n'y a point eu, dit Bichat, en matière médi- « cale, de systèmes généraux; mais cette science a été « tour à tour influencée par ceux qui ont dominé en « médecine; chacun a reflué sur elle, si je puis m'ex- « primer ainsi. De là, le vague, l'incertitude qu'elle « nous présente aujourd'hui. Incohérent assemblage « d'opinions elles-mêmes incohérentes, elle est peut- « être, de toutes les sciences physiologiques, celle où « se peignent le mieux les travers de l'esprit humain. « Que dis-je, ce n'est point une science pour un es- « prit méthodique, c'est un ensemble informe d'idées

(1) Bordeu, *Recherches anatomiques*.

« inexactes, d'observations souvent puériles, de moyens « illusoires, de formules aussi bizarrement conçues « que fastidieusement assemblées. On dit que la pra- « tique de la médecine est rebutante, continue Bi- « chat; je dis plus, elle n'est pas, sous certains rap- « ports, celle d'un homme raisonnable quand on en « puise les principes dans la plupart de nos matières « médicales (1). »

Je vous le demande, Monsieur le Ministre, quelle critique plus forte pourrions-nous faire de l'art de guérir de notre temps? que pourrions-nous ajouter à la verve, à l'énergie du tableau, à la profondeur de pensée de Bichat? Rien assurément, si ce n'est de le compléter en lui transmettant la pensée de notre maître.

Dans l'une de ces réflexions que l'homme méditatif jette sur le papier sans autre prétention que de donner carrière à l'expression de sa pensée, réflexion dont il use à l'occasion, ou qu'il confie à qui peut en faire usage, Hahnemann disait aux allopathes présents alors à son esprit :

« Avant la découverte de l'homœopathie, vous ne saviez pas que les médicaments pris par l'homme sain produisent une suite nombreuse de symptômes morbides, que chaque médicament a sa série de symptômes divers; que ces symptômes sont différents dans chaque médicament, et que dans ces symptômes réunis se trouve une ressemblance exacte avec les divers symptômes des différentes maladies. Vous ne saviez pas ce

(1) *Anatomie générale*, considérations générales.

que signifie cette ressemblance des symptômes morbides produits par les différents médicaments sur l'organisme sain, avec les symptômes dont les maladies naturelles sont composées. Vous ne connaissiez pas cette ressemblance, et ne saviez pas tirer parti d'une relation aussi remarquable, relation qui, comme le démontre l'application médicale de ces médicaments, selon le principe de ressemblance, à des maladies composées de semblables symptômes, produit les succès étonnants dont nous sommes témoins. Ces succès, impossibles à obtenir par toute autre méthode employée jusqu'à présent, indiquent ouvertement le dessein du Créateur, qui veut que la médication des maladies soit faite de cette manière, la seule naturelle comme la seule certaine et sûre.

« Si, niant les bienfaits certains de l'homœopathie, vous la repoussiez de peur que son adoption universelle ne renverse vos anciennes méthodes, les livres qui en traitent et la thérapie ordinaire, ainsi que toutes les chaires fondées sur ces faux principes, vous prouveriez que vous préférez le pire à l'infiniment meilleur, et que vous êtes guidés par des vues intéressées, ne considérant le bien des malades que comme secondaire et comme n'étant digne que de peu ou point d'égard. Mais une telle pensée ne peut naître dans l'esprit d'hommes d'ailleurs si éminemment honnêtes et humains. »

Ils ignoraient et ils ignorent encore cette seule manière naturelle de guérir les maladies : car, à l'exception des dogmatistes de l'école physiologique, qui créent un art de guérir à l'usage de leurs spéculations, sans se donner la peine de le découvrir, qui attribuent *à priori* des propriétés aux médicaments, et décident que ceux-ci tomberont juste sur la mesure étroite de leurs principes, l'allopathie déplore aujourd'hui, comme au temps de Bichat, les bases chancelantes sur lesquelles repose la thérapeutique.

Vous vous étonnerez d'apprendre, Monsieur le Ministre, l'opinion de M. Andral fils sur la question qui nous occupe. Lui aussi est fatigué de l'état à jamais déplorable de la matière médicale. Il veut donc qu'on en appelle à l'expérience, et à l'expérience sur l'organisation à l'état physiologique.

« Sans préjuger, dit-il, la question que les homœo-
« pathes ont soulevée dans ces derniers temps sur la
« propriété qu'auraient les agents curatifs, de déter-
« miner dans l'organisme les maladies qu'en allopa-
« thie on se propose de combattre par eux, nous
« croyons que c'est là une vue qu'appuient quelques
« faits incontestables, et qui, à cause des conséquences
« immenses qui peuvent en résulter, mérite au moins
« l'attention des observateurs. A supposer, ce qui est
« très-probable, que Hahnemann soit tombé à cet
« égard dans l'exagération, si facile aux théoriciens,
« parmi les faits nombreux qu'il cite à l'appui de ses
« opinions, il est certain qu'il en est quelques-uns qui
« sont parfaitement en harmonie avec sa pensée. Que
« l'on répète ces expériences, il est vraisemblable que

« l'on verra surgir quelques autres faits aussi authen-
« tiques; qu'un esprit vigoureux médite ces faits,
« qu'il les compare après les avoir explorés sur toutes
« leurs faces, qui sait les conséquences qui en pour-
« raient jaillir? »

Aveu naïf que celui de M. Andral! Abandonné à lui-même dans le silence du cabinet, il avoue la vérité de ce qu'il a vu. Il l'avoue sans autre restriction que la timidité qui est l'apanage de tout éclectique. En cela, nous n'avons rien à dire. Tout éclectique est en droit de faire ses restrictions; car il obéit à sa tendance, il est fidèle à lui-même. Mais lorsque le même homme, jeté dans le sein d'une académie, dément ses propres aveux, il n'est plus lui. Entraîné par l'esprit de corps et les exigences qui en sont la conséquence, il devient l'esclave du milieu qui l'entoure, et cet esclave trahit la vérité.

D'après ce qui précède, Monsieur le Ministre, vous ne pouvez douter que ni la pratique, ni la doctrine homœopathique, n'aient été ni examinées, ni étudiées par l'Académie, et que sa décision ne soit un véritable déni de justice. Vous lui demandiez si la santé publique pourrait être intéressée à la fondation de notre dispensaire. Elle repousse notre demande, sous prétexte que le fait ne dépose point en notre faveur, et que le raisonnement repousse nos doctrines. Les faits, elle n'a pas su les interroger : sans aucune logique qui lui permette de tomber d'accord avec elle-même, comment aurait-elle pu apprécier nos doctrines?

Dans l'intérêt de la vérité, dans l'intérêt de toutes les classes de la société, mais plus particulièrement du pauvre, dont la santé est le plus précieux des capitaux, dont la santé est l'unique ressource, ordonnez, nous vous en supplions, que nos principes soient soumis à une vérification pleine, entière et méthodique. Le vénérable fondateur de l'homœopathie a compris qu'au dix-neuvième siècle les pensées grandes et utiles se donnaient rendez-vous sur le sol puissant, actif, libre et hospitalier de la France, pour de là s'irradier sur le monde et l'éclairer de leurs lumières. A cet âge où le repos est devenu un droit et un besoin, où on lègue à d'autres le soin de continuer son œuvre, où on aime à ne se séparer, ni de ses affections pleines de souvenirs, ni de ses habitudes devenues une seconde existence ; entraîné par sa conviction et par son amour de l'humanité, il s'est arraché à ce que l'homme de toute condition, de tout âge, a de plus précieux en ce monde; pour venir saluer la France, cette terre providentielle et de progrès où l'ouvrier n'a jamais fait défaut à la volonté divine.

Un témoignage si éclatant de la puissance de la conviction mérite qu'on y songe; et s'il se peut que nous, ses disciples, jeunes encore dans la pratique de son art, mais pleins de bon vouloir, et ayant fait autant que notre faiblesse le permettait, ne fussions pas des juges irrécusables, le fondateur de l'homœopathie est ici. Dans le travail que nous demandons, il éclairera notre esprit et guidera notre bras. Grandissant de jour en jour à l'ombre de ses conseils et de son affection, nous vous sollicitons d'accéder à notre demande, afin que ceux qui déjà nous suivent, plus faibles que nous ne sommes, trouvent pour leurs études des facilités qui nous ont manqué, et que nous leur épargnions, autant que le permettent les difficultés de notre art, les rudes et pénibles labeurs que nous avons essuyés, et dont nous avons seuls la conscience.

De grâce, Monsieur le Ministre, qu'en cette circonstance rien ne nous arrête. Vous savez qu'en tout temps les corps savants, juges compétents chacun dans la science qui lui appartient, ont eu leurs préjugés dont la société ne doit pas être victime. L'Académie des sciences repousse la découverte de Mesmer, et plus tard l'Académie de médecine réforme l'Académie des sciences. Deux fois dans sa vie, Gall frappe à la porte de l'Institut français, dont à deux reprises différentes le génie de Cuvier le repousse dédaigneusement, et le génie des deux mondes donne tort à Cuvier. Aujourd'hui, la phrénologie est une vérité de domaine public qui occupe la pensée des savants et des publicistes. Au même temps, les Académies et les Facultés n'avaient ni paroles assez dures, ni mesures assez violentes contre l'illustre auteur de la doctrine physiologique, qui siége aujourd'hui dans les Académies et dans les Facultés, précisément à côté de ceux qui le combattirent avec le plus d'acharnement. Au dix-septième siècle, l'Angleterre vit briller un homme grand par son savoir en anatomie et en médecine. Guillaume Harvey y découvrit le mécanisme de la circulation, découverte que les travaux du malheureux Servet, de Servet mort pour la cause sainte du progrès, avaient si bien préparée. Des adversaires se présentèrent à lui, qui furent assez lâches pour le dénoncer au roi Charles Ier, son protecteur et son appui. Mais parmi ses plus dignes et ses plus redoutables ennemis, Harvey rencontra le premier des anatomistes français de l'époque : il rencontra Riolan. Jugez maintenant si des exemples aussi remarquables n'autorisent pas notre méfiance des petites passions académiques.

Monsieur le Ministre, que la France, appelée aujourd'hui à recueillir les dernières pensées de Hahnemann, sache au moins devenir héritière de sa gloire. Nous attendons que vous nous en fournissiez les moyens; ce sera une grande leçon pour ces peuples d'Allemagne, puissants par la pensée, mais encore bien rebelles à la loi de Dieu, qui veut, selon la parole sublime de Bossuet, que *l'humanité marche, et qu'elle marche toujours !*

Nous avons l'honneur d'être, avec un profond respect,

De Votre Excellence,

Monsieur le Ministre,

Les très-humbles et très-obéissants serviteurs,

PÉTROZ, *président ;*

LÉON SIMON, *rapporteur.*

www.ingramcontent.com/pod-product-compliance
Ingram Content Group UK Ltd.
Pitfield, Milton Keynes, MK11 3LW, UK
UKHW031949260826
14628UKWH00004B/1944

9 782019 643911